LE

MAL DE MER.

Paris. — Imprimerie de H. Vrayet de Surcy et Cie, rue de Sèvres, 37.

LE

MAL DE MER

SA NATURE ET SES CAUSES

MOYENS DE LE PRÉVENIR ET DE LE SOULAGER

EMPLOIS THÉRAPEUTIQUES

QU'IL PEUT RECEVOIR DANS LE TRAITEMENT DE CERTAINES MALADIES,

PAR

LE DR CHARLES PELLARIN,

Ancien chirurgien de la Marine.

PARIS,

VICTOR MASSON, LIBRAIRE–ÉDITEUR,

Rue de l'École-de-Médecine, 9.

—

1851

LE
MAL DE MER,

SA NATURE ET SES·CAUSES;

MOYENS DE LE PRÉVENIR ET DE LE SOULAGER,

EMPLOIS THÉRAPEUTIQUES

QU'IL PEUT RECEVOIR DANS LE TRAITEMENT DE CERTAINES MALADIES,

PAR LE DOCTEUR CHARLES PELLARIN,

Ancien chirurgien de la Marine.

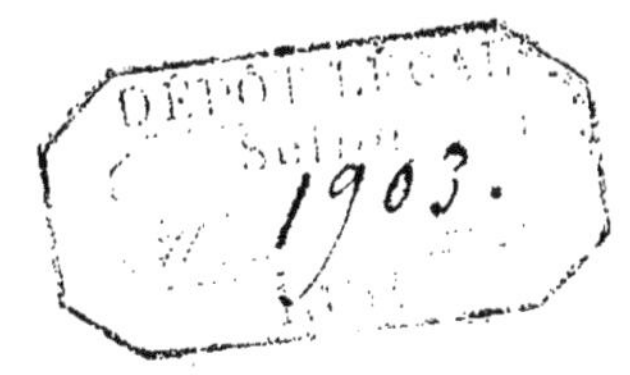

AVANT-PROPOS.

Lors de mon premier embarquement en 1828, je ressentis les atteintes du mal de mer, comme presque toutes les personnes qui naviguent pour la première fois, ou qui n'ont pas encore acquis l'habitude de la vie nautique. J'étais second chirurgien à bord de la corvette *le Rhône*, qui portait des troupes de France aux Antilles.

Vingt-quatre heures après notre sortie de Brest, nous essuyâmes un violent coup de vent de sud-ouest, qui nous retint dans le golfe de Gascogne une semaine entière. Je restai pendant trois jours environ sous l'influence du mal de mer, contre lequel je luttai autant qu'il me fut possible. Grâce en partie peut-être à ces efforts pour résister au mal, je me retrouvai sur pied beaucoup plus tôt qu'un pharmacien que j'avais pour camarade de poste et que la plupart de nos passagers.

Quand je fus remis et que je me sentis la force de fixer

mon attention, je me pris à réfléchir profondément à tout ce qu'on éprouve dans le mal de mer et à me demander le *pourquoi*, le *comment* d'un état pathologique qui m'était très-présent encore comme impression, et que l'observation me montrait à tous ses degrés chez autrui.

Dès cette première traversée, je me fis de la nature du mal de mer une idée assez différente de celles qui avaient eu cours jusque-là. Cette idée, qui fait consister le mal de mer dans un trouble de la circulation sanguine, ayant pour effet de priver en partie le cerveau de son stimulant normal; qui rattache les symptômes du mal de mer à un état hypohémique du centre nerveux cérébral, — je l'énonçai à l'état de simple proposition dans ma thèse pour le doctorat en 1840; et plus tard enfin, à propos d'une communication sur le même sujet faite à l'Académie des Sciences par M. Jobard (de Bruxelles), je la développai dans un Mémoire que je fus admis à lire devant ce corps savant le 25 janvier 1847, Mémoire dont les journaux de médecine donnèrent l'analyse.

Plusieurs de mes anciens camarades de la marine et d'autres confrères qui ont navigué, m'ont dit, après avoir eu connaissance de mon explication du mal de mer, qu'ils la croyaient parfaitement fondée, et qu'elle rendait très-bien compte des diverses remarques qu'ils avaient pu faire touchant ce singulier état de malaise vertigineux et nauséeux, en même temps que de prostration extrême, qui constitue le mal de mer.

Néanmoins, quelques médecins ont encore soutenu, depuis, l'ancienne opinion qui faisait dépendre les nausées maritimes des secousses imprimées à l'estomac et aux intestins. Un autre, M. Semanas, de Lyon, homme de mérite d'ailleurs, a fait naguère un gros livre pour prouver que le mal de mer est, comme le choléra, la peste et la fièvre jaune, *un empoisonnement miasmatique produit par l'atmosphère marine.* Cet auteur affirme qu'il a vu plus d'une fois le mal, le vrai mal de mer, résulter du seul voisinage de la mer chez des gens qui étaient en terre ferme, dans leurs maisons bâties sur le rivage.

Pour moi qui suis né, qui ai été élevé sur les côtes de la Manche et de l'Océan, qui ai parcouru les bords de l'Atlantique et de la Méditerranée dans une assez grande étendue, je n'ai jamais observé, je n'avais même jusque-là jamais ouï dire que l'air marin eût produit sur des personnes, alors qu'elles étaient à terre, rien de semblable au vertige et aux nausées maritimes. Certains individus éprouvent, il est vrai, et j'ai moi-même éprouvé quelquefois des effets du même genre; mais c'était, par exemple, en valsant, ou dans une voiture suspendue, et cela survenait aussi bien à cent lieues de toute côte que dans les parages baignés par les eaux de la mer. Il reste donc prouvé pour moi que c'est le balancement du navire, et que ce sont les mouvements plus ou moins analogues à celui-là qui, par le trouble apporté dans la circulation du sang, produisent le vertige et les nausées désignés sous les noms de mal de mer, de mal de voiture, etc. Je ferai plus loin la part de certaines impressions de la vue et de l'odorat dans le développement de ce genre de malaise.

Loin, d'ailleurs, qu'un pareil état présente, quant à ses causes et à sa nature, rien de commun avec les empoisonnements miasmatiques dans lesquels il y a une altération réelle du sang, il forme, au contraire, avec ces dernières affections, un contraste on ne peut plus frappant, et qui ressort surtout de la tournure si dissemblable que prennent les deux états livrés à eux-mêmes.

Sitôt qu'on est soustrait à la cause mécanique du mal de mer, du mal de voiture; dès que, pour ainsi dire, on a posé le pied sur le sol immobile et qu'on peut fouler, comme disent les matelots, *le plancher des vaches*, on est guéri : voilà du moins la règle générale. Par exception, certaines personnes conservent encore, à la vérité, pendant quelques heures, pendant un, deux ou trois jours au plus, de la torpeur, de la faiblesse, de l'inappétence et des dispositions vertigineuses et nauséeuses plus ou moins prononcées; mais c'est là tout simplement la prolongation, le retentissement après coup d'une impression qui a duré un certain temps. C'est ainsi que, lorsqu'on vient de passer une ou deux nuits en voiture, surtout si l'on n'a pas l'habitude de cette façon de voyager, on entend encore, après l'arrivée, le bruit des roues qui bourdonne dans les oreilles.

L'empoisonnement miasmatique, soit qu'il donne lieu au choléra, à la peste ou à la fièvre jaune, se comporte bien différemment. Il ne suffit plus d'être soustrait à l'influence de la cause première du mal pour guérir. L'action de cette cause a porté profondément sur l'économie tout entière. Les effets en subsistent, et ils subsisteront longtemps encore, si le malade a le bonheur de résister à l'attaque. Bien plus, la maladie se reproduit par elle-même; elle se propage, elle se transmet à de nouveaux individus qui, pour être atteints à leur tour, n'ont aucun besoin d'en aller prendre le germe, soit aux bords du Gange ou du Nil, soit auprès des palétuviers d'Amérique.

Il faut de toute nécessité, pour éprouver le mal de mer, le mal de voiture, monter sur un navire balancé par une mer plus ou moins agitée, ou bien voyager dans une voiture suspendue.

Les maladies de nature miasmatique ne sont ni de tous les temps, ni de tous les lieux, surtout quant à leur origine; elles prennent naissance, en général, par une température élevée, dans les parages où il se rencontre à la fois beaucoup d'humidité et beaucoup de détritus végétaux ou animaux en décomposition.

Le mal de mer est indépendant de ces circonstances. Il y a mieux, le froid qui s'oppose au dégagement des miasmes contribue à développer le mal de mer. Ce mal se fait sentir aussi bien et plus fortement même dans les mers qui avoisinent les glaces du pôle, que dans celles dont la surface est échauffée par le soleil de l'équateur et des tropiques. Qui ne comprend que, si l'affection dépendait d'un miasme exhalé du sein des eaux marines, ce serait le contraire que l'on devrait observer? c'est-à-dire effets nuls ou très-faibles par une température glaciale; effets intenses sous l'action d'une température élevée.

Enfin , pour caractériser la différence essentielle des deux états pathologiques, si hétérogènes, qu'on a eu l'incroyable idée de réunir comme affections du même genre, comme anneaux morbides de la même série, je dirai que le mal de mer nous offre un simple trouble dans la distribution du sang ; tandis que le choléra , la peste et tous les typhus présentent une *altération* dans la composition de ce fluide par l'introduction d'un principe délétère.

Chercher à établir un rapprochement entre des choses aussi disparates, c'est, si j'osais m'exprimer ainsi, accoupler le tigre avec l'agneau, prendre une éclipse pour la fin du monde, et, soit dit sans blesser un honorable confrère, s'exposer peut-être à donner à rire aux gens , comme il s'en trouve beaucoup, qui aiment à plaisanter de la médecine et des médecins. Allez donc, par exemple, dire à une compagnie de Parisiens qui, s'étant rendus au Havre ou à Dieppe par un train de plaisir, et là s'étant hasardés à se promener en rade par une mer un peu forte ou seulement clapoteuse, auront éprouvé quelques symptômes du mal de mer (ce qui ne les empêchera pas, rentrés à l'hôtel , de faire honneur au dîner), allez leur dire qu'ils ont eu, sans qu'ils s'en doutassent, quelque chose comme une attaque de choléra !... ils partiront d'un éclat de rire au nez du docteur.

Cette aberration d'un confrère qui, l'empoisonnement miasmatique étant aujourd'hui à la mode , s'est avisé de lui faire jouer un rôle jusque dans le mal de mer, est chose d'autant plus regrettable, que ce confrère a fait preuve, dans la description des symptômes, d'un véritable esprit d'observation auquel je me plais à rendre justice.

Quant à l'idée de rattacher *au milieu marin*, comme à leur source commune, le choléra, la fièvre jaune et la peste, elle n'est pas mieux fondée que celle qui consiste à faire du mal de mer le frère aîné de cette famille de fléaux pestilentiels. Si le rivage des mers est un séjour en quelques endroits malsain et donnant lieu à des maladies miasmatiques, cela tient, non pas à des influences du large, non pas à des exhalaisons provenant de la masse des eaux océaniques, mais à des circonstances propres à ces côtes elles-mêmes, où se trouvent des étendues considérables de fonds vaseux, formés en grande partie de débris d'êtres organisés, fonds alternativement submergés et laissés à découvert par les vagues marines. De là, du milieu de ces attérissements qui se forment surtout aux embouchures des fleuves, s'élèvent les miasmes, les principes morbifiques dont on a trop souvent lieu d'observer la maligne influence. Les causes d'insalubrité que je signale sont à la portée de la main et des efforts de l'homme; à lui le soin de les faire disparaître : *Hic opus est !* — Ce n'est point la mer qui les recèle dans ses profondeurs. L'Océan, comme le feu, purifie tout dans son immensité toujours mouvante. Ce n'est pas lui qui vomit les germes des pestes sur la terre : ils éclosent aux lieux où l'homme, gérant du domaine terrestre, néglige d'assainir et de tenir en bon état certaines parties de ce domaine. — Les matières qui eussent le mieux servi à fertiliser le sol pour l'alimentation du peuple, partout encore insuffisante (en qualité principalement), sont celles-là même d'où s'échappent les principes d'épidémies meurtrières... La mer est innocente de ces méfaits calamiteux. — Les anciens, qui, dans leurs fictions poétiques, faisaient naître de son écume la déesse des amours et de la fécondité; qui, en attribuant à Neptune la création du cheval, donnaient une parenté maritime au coursier, à ce fier et fougueux animal, la plus noble conquête de l'homme, au dire de Buffon, les anciens étaient mieux inspirés que ces modernes qui imputent à la mer la production du choléra, de la fièvre jaune et d'autres pareils fléaux.

Mais je me hâte de rentrer dans le sujet de cette monographie, dont c'est par trop s'écarter sur les traces d'un confrère qui semble avoir pris à tâche de justifier, à propos du mal de mer, l'axiome de M. Jacotot : *Tout est dans tout*

MÉMOIRE SUR LE MAL DE MER.

Si l'on jugeait d'un mal d'après les sensations pénibles qu'il cause plutôt que d'après le danger qu'il fait courir, on serait fondé à mettre le mal de mer au rang des fléaux de l'humanité. Ce mal ne tue personne, mais il fait cruellement souffrir ceux qui l'éprouvent. On a vu des officiers de marine forcés d'abandonner la carrière qu'ils avaient choisie, parce que l'habitude de la navigation ne pouvait les affranchir du retour des nausées (1) chaque fois que la mer devenait un peu grosse ou houleuse. Des personnes ont renoncé à revoir leur pays, leur famille, plutôt que de s'exposer de nouveau à ce qu'elles avaient eu à souffrir du mal de mer dans une première traversée. Pas d'écolier qui ne sache comment Cicéron aima mieux livrer sa tête aux sicaires des triumvirs que de rester quelques instants de plus, en proie au supplice du mal de mer, sur la barque qui l'emportait loin du rivage occupé par ses ennemis.

Un état morbide capable d'imposer ainsi le sacrifice de tout ce que l'homme a de plus cher, le sacrifice de l'ambition, celui des affections les plus naturelles, et quelquefois de la vie même, méritait assurément de fixer l'attention du médecin. Eh bien! sur la nature du mal de mer, et partant sur les moyens qu'il est rationnel d'employer pour le prévenir et le combattre, on n'a su jusqu'à ces derniers temps rien de positif. La preuve en est dans la divergence des opinions sur ce sujet. Le travail qui suit aura-t-il réussi à éclairer un des côtés du moins de la question? Le lecteur en jugera.

____

(1) *Nausée,* sentiment de malaise et de dégoût qui précède le vomissement. Ce mot lui-même vient du terme grec qui signifie navire

Je vais d'abord passer en revue et discuter les explications qui ont été données du mal de mer ; j'exposerai ensuite celle qui m'est propre ; j'indiquerai enfin les moyens de traitement et quelques emplois thérapeutiques dont le mal de mer me paraît susceptible.

I. — *Examen des opinions émises sur la nature et les causes du mal de mer.*

On a déjà communiqué aux Académies et publié bien des travaux sur le mal de mer. Je ne pense pas cependant que la vraie théorie en ait été donnée. Presque tous les auteurs de ces travaux ont pris le contre-pied de ce qui est réellement, par exemple, en attribuant le mal de mer à une congestion sanguine du cerveau ; ou bien ils lui ont assigné une cause tout à fait incapable de le produire, en le rapportant à des secousses qui seraient transmises aux viscères abdominaux par les mouvements du navire.

Pour que l'on sache à quoi s'en tenir sur la valeur de ces deux opinions, il suffit, je crois, des remarques suivantes que j'ai eu souvent l'occasion de constater pendant la durée de mes embarquements comme chirurgien de la marine.

L'invasion du mal de mer, loin de s'accompagner des symptômes les plus ordinaires de la congestion, visage coloré, turgescence vasculaire, pouls plein, vibrant et fort, sentiment de chaleur et de tension dans le crâne, battement des artères temporales, yeux brillants et injectés, etc., est bien plutôt signalée par l'état opposé : pâleur de la face et des lèvres, sensation de froid à la peau, retrait du sang de la périphérie, pouls déprimé, hyposthénie générale, œil terne, éteint et quasi vitreux quand le mal est à son plus haut période. Jamais à ma connaissance, on n'a observé sur des individus, au moment où ils souffraient du mal de mer, aucun des accidents de l'hypérémie cérébrale. Si, au milieu des grands efforts de vomissement, le sang se porte pour un instant à la tête et colore un peu le visage, c'est un résultat tout à fait momentané de ces efforts : bientôt la pâleur reparaît

avec tous les autres caractères de l'état hyposthénique, abso-
lument comme il arrive quand on est sous l'influence du tartre
stibié pris à dose vomitive.

Le vertige ou tournoiement de tête n'indique pas davantage l'afflux du sang vers le cerveau, mais au contraire la
défaillance de ce centre de la vie de relation, la diminution
de l'afflux nerveux par suite de la soustraction d'une partie
du stimulus sanguin habituel. Ce symptôme, ainsi que le
bourdonnement des oreilles, est éprouvé par les personnes
qui vont tomber en syncope ; il en est de même de la marche
titubante, de la faiblesse musculaire générale qui rend si
paresseux à se mouvoir, et quelquefois même incapables de
tout mouvement les sujets en proie au mal de mer. La syncope est un état dont la cause physiologique immédiate (ces-
sation ou affaiblissement du mouvement circulatoire qui
porte le sang au cerveau) est la même que celle du mal de
mer. Tous ceux qui ont eu des syncopes savent qu'alors la
perte de connaissance, l'anéantissement de la sensibilité et de
la locomotilité sont précédés communément d'un instant de
vertige pendant lequel on voit les objets tourner et même
danser autour de soi. Enfin, des lipothymies et la syncope
elle-même surviennent quelquefois pendant le mal de mer.

Une autre considération tout à fait décisive contre l'idée
que la congestion sanguine cérébrale produise ou accompagne
le mal de mer, c'est que l'on souffre moins étant couché
que debout (le fait est constant et sans exception), et qu'on
se trouve soulagé plus rapidement, plus sensiblement encore,
si, au lieu de se tenir dans la position simplement horizontale, on a la tête plus basse que le reste du corps.

Quant à la seconde explication que l'on a donnée du mal
de mer, celle qui le fait dépendre des secousses imprimées à
la masse intestinale, elle ne résiste pas mieux que la première à un examen attentif.

Le trot d'un cheval secoue bien autrement les entrailles
que les mouvements de roulis et de tangage d'un navire. Jamais pourtant il ne donne lieu à rien qui ressemble au mal

de mer. La remarque en avait été déjà faite dans son *Traité d'hygiène navale*, par M. Forget, ancien chirurgien de la marine, aujourd'hui l'un de nos brillants professeurs de Faculté.

Quant au mal de voiture, il est, tout comme le malaise causé à quelques personnes par la balançoire, *le mal de mer en petit*. Or, ce mal est bien plutôt ressenti dans une voiture suspendue, allant au pas, que dans une carriole durement cahotante, qui secoue avec beaucoup plus de force tous les organes.

On peut d'ailleurs faire directement sur soi-même l'expérience du ballottement communiqué, de la secousse mécanique imprimée à la masse intestinale ; on peut aisément, avec les mains, agiter dans tous les sens la portion flottante des viscères abdominaux. Mais on aura beau leur donner des impulsions successives, soit de bas en haut, soit dans toute autre direction, jamais l'on ne se procurera par cette manœuvre rien d'analogue au mal de mer. La compression, une sorte de massage de l'estomac, distendu par les aliments, peuvent à la vérité quelquefois amener l'expulsion d'une partie de son contenu ; mais rien alors ne rappelle cet étrange malaise, cet abattement profond qui caractérisent le mal de mer.

Les observations qui précèdent suffisent, il me semble, pour montrer l'inanité des deux explications qui ont été le plus ordinairement données du mal de mer : la congestion sanguine du cerveau et l'ébranlement des viscères de l'abdomen. — Ajouter avec M. Kéraudren (grand *Dictionnaire des sciences médicales*, art. *Mal de mer*) que l'ébranlement se communique au diaphragme, et qu'il en résulte de la gêne dans les mouvements d'abaissement et d'élévation de ce muscle pour l'inspiration et l'expiration ; ou bien dire encore, avec l'auteur du même article, que ce mal a une cause toute nerveuse dépendant principalement des nerfs qui animent les viscères épigastriques et abdominaux, ce n'est élucider en rien la question.

Quoi qu'il en soit, M. Kéraudren, dans l'article précité,
M. Rochoux, dans le *Dictionnaire de Médecine*, et M. Londe,
plus explicitement encore, dans le *Dictionnaire de Médecine et
de Chirurgie pratiques*, ont successivement admis pour princi-
pale cause productrice du mal de mer les balancements du
navire. Ces deux derniers auteurs ne se sont d'ailleurs pas
beaucoup préoccupés d'expliquer de quelle façon les mouvements du navire agissaient sur l'économie pour donner lieu
aux symptômes du mal de mer. Autant on en peut dire de
Broussais, qui classe l'affection parmi les *névroses gastriques*,
et de M. Gendrin qui l'appelle une *cardialgie aiguë*.

Un homme qui n'est pas médecin, mais dont l'esprit ingé-
nieux s'est exercé sur les sujets les plus divers, M. Jobard (de
Bruxelles), à son retour d'un voyage à Londres, pendant lequel il avait eu à souffrir du mal de mer, adressa, en 1846, à
l'Académie des sciences une note dans laquelle il soutenait
avec raison que la cause essentielle du mal est purement mécanique. Il allait trop loin cependant, lorsqu'il ajoutait que
l'odeur du navire ne contribue en rien à le provoquer. Quoi-
que cet état de malaise soit assurément causé par les mouvements du navire, il n'est pas moins vrai que tout ce qui
excite de la répugnance, l'odeur des matières goudronnées,
odeur qui se lie au souvenir du mal de mer déjà éprouvé, les
émanations qui viennent de la cale et des autres parties
basses du vaisseau, la vue de gens qui vomissent; il n'est pas
moins vrai, dis-je, que toutes ces impressions secondent l'influence nauséeuse de la cause mécanique du mal de mer, et
tendent à le développer par la voie des sympathies organiques.

Au surplus, les preuves que le mal de mer dépend essentiellement des mouvements de roulis et de tangage sont si
évidentes qu'il est pour ainsi dire superflu de les énumérer.
Le mal survient sous l'influence de ces mouvements; il est
en général proportionné à leur étendue. On le ressent moins
au centre du navire vers le pied du grand mât, parce que là
le double mouvement est moindre qu'à la circonférence, et

surtout qu'aux extrémités où le tangage est le plus considérable. Dans un hamac, dans un cadre (lit de bord) bien suspendus, c'est-à-dire avec le moins possible de frottement aux
points de suspension , cadre ou hamac qui restent toujours
dans la direction de la perpendiculaire, et qui se trouvent
par conséquent soustraits aux inclinaisons diverses du navire, on échappe à peu près complètement au mal de mer. Si
le calme règne au moment du départ, à ce point que les
mouvements du navire soient presque nuls, le mal est évité
ou retardé jusqu'à ce que la mer devienne assez agitée pour
donner lieu à du roulis et à du tangage. Un de mes anciens
camarades de la marine, feu le docteur Guépratte, a cité une
de ses traversées de Brest à Montévideo, très-favorisée par le
temps, dans laquelle on vit apparaître le mal de mer, lorsque
chacun se croyait amariné, à cent lieues de l'embouchure de
la Plata, après soixante jours de navigation.

Le fait qui précède est emprunté à un travail publié dans
la *Gazette médicale de Montpellier*, en 1844, et intitulé : *Monographie du mal de mer* ou *gastro-entéralgie nautique*. Le
second titre indique assez que l'auteur ne se faisait pas une
juste idée de la nature de l'affection. Une autre erreur de Guépratte consistait à faire jouer au sentiment de la *crainte*, de la
peur du péril, un rôle considérable dans le développement du
mal de mer. Pour montrer le peu de fondement de cette assertion, il suffirait de citer l'amiral Duperré, un de nos plus
braves marins, à coup sûr, qui n'avait jamais pu parvenir à
se mettre entièrement à l'abri de l'influence du mal de mer.

Je ne sais non plus où Guépratte avait pris que les aéronau-
tes, dans leurs ascensions, «subissaient le sort des plus infortu-
nés voyageurs battus par la tempête.» J'ai consulté sur ce point
mon ami M. Barral, qui m'a assuré que rien de semblable
n'avait été ressenti ni par lui, ni par M. Bixio, pendant les
ascensions qu'ils ont faites ensemble. Si, dans celle du 29 juin
1850, ils furent un moment incommodés, et s'ils éprouvèrent
des vomissements, cela fut dû uniquement à ce qu'ils respi-
rèrent, pendant une ou deux minutes, de l'hydrogène échappé

par une fissure du ballon, qui, en se gonflant dans l'air raréfié des régions atmosphériques supérieures, avait fini par atteindre leur nacelle, et était venu lui former une sorte de chapeau.

Dans la production du vertige qui précède les vomissements nautiques, il faut faire une part à l'impression résultant de la vue des objets qui paraissent alternativement s'élever et s'abaisser par rapport au vaisseau sur lequel on est placé. Que l'on promène un instant ses regards sur cet horizon toujours oscillant et mobile ; qu'on les arrête sur le sillage du navire ou bien sur l'eau qui semble fuir le long de ses flancs, c'en est assez quelquefois pour déterminer la crise. De là cette opinion que c'est surtout par les yeux que le mal de mer pénètre dans l'économie. Un nouveau débarqué, qui vient de souffrir du mal de mer, s'arrête-t-il à contempler du rivage la surface moutonnante des eaux et les navires balancés par la vague, dont les mâts décrivent des arcs de cercle dans les airs, ce spectacle pourra bien réveiller chez lui les sensations douloureuses auxquelles il vient d'échapper, et plus particulièrement le vertige. C'est ainsi que la vue, l'odeur ou même l'idée seule d'un mets dont on a eu une indigestion, suffisent quelquefois pour soulever le cœur.

Néanmoins, l'impression visuelle, malgré son influence avérée sur le développement du mal de mer, n'est pas, comme Darwin et quelques autres l'ont prétendu, la cause essentielle des nausées maritimes, car on les éprouve aussi dans l'obscurité. Est-il besoin de rappeler, à ce propos, ce qui arrivait du temps de la traite, aux malheureux noirs entassés dans la cale des bâtiments négriers? La privation du jour ne prévenait point parmi eux le mal de mer, qui s'ajoutait à toutes leurs autres souffrances.

Suivant M. Jobard (de Bruxelles), et d'autres personnes encore « la crise du mal de mer se fait sentir pendant l'abaissement du navire et jamais pendant son ascension: » Je ne me rends pas bien compte de cette assertion qui demanderait quelques éclaircissements. Il y a, en effet, d'une part, des abaissements de la totalité du navire, quand il s'enfonce dans le vaste sillon qui sépare deux lames, ce qui a lieu surtout pour les petits bâtiments et pour les embarcations dont la longueur n'égale pas l'espace que laissent entre elles deux grosses lames. Le malaise qui résulte de ce mouvement doit être ressenti par toutes les personnes à la fois, quels que soient les points différents du navire où chacune d'elles se trouve. Il y a, d'autre part (ce qui constitue le tangage proprement dit), des mouvements d'abaissement et d'élévation successifs de chacune des extrémités du navire, qui oscille comme sur un axe transversal, sur une sorte d'essieu, par l'effort de la lame, qui soulève alternativement la proue et la poupe. Dans ce balancement d'avant en arrière, suivant le sens de la longueur du navire, une de ses extrémités s'élève nécessairement en même temps que l'autre s'abaisse, et dans la même proportion : en d'autres termes, la poupe émerge au moment où la proue plonge dans la vague. Si c'est dans ce moment là que la crise a lieu pour les passagers qui sont sur l'avant, elle doit être éprouvée dans le temps opposé, c'est-à-dire quand la proue s'élève et quand la poupe descend, par ceux qui se tiennent sur l'arrière. Je n'ai pas songé, je l'avoue, à m'assurer si en effet, la crise survient en des temps différents, chez les individus affectés du mal de mer, suivant qu'ils se trouvent à l'une ou à l'autre des deux extrémités du bâtiment, du côté de l'étrave ou du côté de l'étambot.

Je n'ai pas remarqué, pour mon compte, qu'il y eût une différence aussi tranchée que l'indique M. Jobard entre les influences des deux périodes du tangage, et je puis même affirmer que, lorsqu'on est sur l'avant du navire, la crise de malaise a très bien lieu au moment où cette extrémité se relève. C'est ce que j'ai éprouvé plus d'une fois lorsque j'allais, par un gros temps, faire la visite des malades dont le poste est ordinairement placé dans cette partie de la batterie des bâtiments de guerre, qui s'étend du mât de misaine au beaupré ; non pas précisément parce qu'elle est la plus incommode, la plus exposée à l'invasion des lames, et dans le voisinage de la *poulaine*, mais par des motifs d'installation qui ne devraient pourtant pas prévaloir sur les convenances du service de santé dans lesquelles l'humanité est intéressée.

Il y a peut-être lieu d'établir, comme on l'a indiqué , une distinction entre l'influence des divers mouvements de roulis et de tangage, suivant qu'ils sont lents et prolongés, ou rapides, saccadés et durs: les premiers donnent plus sûrement, plus constamment naissance à l'état nauséeux ; les seconds s'ajoutant aux autres, le portent à son maximum d'intensité et engendrent les violentes crises de mal de mer.

On s'explique aisément pourquoi les effets du tangage sont plus prononcés et plus pénibles que ceux du roulis. Le tangage étant le balancement qui s'opère dans le sens de la longueur du navire, le mouvement a un bras de levier plus long que dans le roulis, qui est le balancement d'un côté sur l'autre.

Quoi qu'il en soit, on ne saurait chercher raisonnablement ailleurs que dans les mouvements du vaisseau, la cause efficiente du vertige et des nausées maritimes. C'était l'opinion d'Hippocrate, si l'on en juge par ce passage d'un de ses aphorismes : *Declarat autem etiam navigatio quod motus turbat corpora.* (*Sect.* IV , *Aph.* 14.) Mais, c'est à bon droit aussi, que M. Londe, dans l'article déjà mentionné, du *Dictionnaire de médecine et de chirurgie pratiques*, a rejeté toutes les explications du mal de mer, qui le font dépendre du ballottement des viscères abdominaux.

J'ai déjà signalé une opinion qui s'est produite récemment et qui attribue la cause du mal de mer à un miasme marin. L'auteur a pris, non sans motif, pour épigraphe du livre dans lequel il a développé son idée, ce vers de Boileau :

« Le vrai peut quelquefois n'être pas vraisemblable. »

Voici, toutefois, un des faits qu'il rapporte à l'appui de cette étiologie nouvelle du mal de mer :

« Nous trouvant, dit-il, un jour du mois de juillet 1848, sur un vapeur faisant la traversée d'Alger à Marseille, la mer était excellente: pas de brise, le navire filait onze nœuds à l'heure dans la plus complète immobilité ; et, à part quelques individus auxquels le mal de mer ne fait jamais grâce, la santé du plus grand nombre des passagers, y compris la nôtre, était parfaite.

« Dans ces dispositions fantaisie nous prit de descendre dans notre cabine…. Or, chaque fois que nous descendions dans ladite cabine, au bout de quelques minutes, un malaise inexprimable s'emparait de nous ; la tête devenait vide, l'épigastre se resserrait, une moiteur abondante couvrait notre corps, enfin les nausées et les vomissements menaçaient d'apparaître.

« Remontions-nous sur le pont, tout malaise cessait promptement pour revenir de la même manière et ainsi de suite.

« A quoi pouvait tenir cette différence? comment se faisait-il que le mal de mer pût nous assaillir dans cette cabine, alors que sur le pont le même mal nous laissait si complètement en repos?

« Était-ce la chaleur? Mais la chaleur peut bien faire suer, suffoquer même ; en aucun cas elle ne fait vomir. — Était-ce l'humidité, le défaut de renouvellement d'air? Mais notre cabine était parfaitement sèche, et de plus suffisamment aérée par la fenêtre toute grande ouverte sur les flancs du navire.

« Telles étaient les questions que nous eussions pu nous faire, comme tant d'autres, et dont la solution nous eût, ainsi qu'eux, tenus en échec bien longtemps si, préoccupés que nous étions à cette époque du mode probable de distribution des miasmes marins autour d'un navire en marche, d'un vapeur en particulier, nous n'eussions deviné aussitôt la cause de la différence ci-dessus.

« Cette cause résidait dans la fenêtre dont nous venons de parler tout-à-l'heure, laquelle, pratiquée dans l'intention d'aérer la cabine, avait en même temps pour résultat d'y déverser les miasmes du dehors.

« Au surplus, l'occasion se présentait belle d'expérimenter la chose.

« En conséquence la croisée fut fermée. Une heure après grande fut notre satisfaction, lorsque, de retour dans notre cabine, nous pûmes constater de la manière la plus positive que les inconvénients énoncés tout-à-l'heure avaient disparu en grande partie, notre séjour pouvant s'y prolonger presque aussi impunément que sur le pont.

« Ceci se passait le premier jour de la traversée.

« Le lendemain, désireux de faire la contr'épreuve, la même croisée fut rouverte : retour des mêmes accidents de la veille un quart d'heure après. — La croisée est refermée de nouveau : disparition comme devant.

« Cette fois il n'y avait plus à en douter, l'expérience était positive, et la fenêtre de la cabine, qu'elle livrât passage à un miasme ou à autre chose, était certainement le principal, sinon le seul auteur du phénomène. » (*Du mal de mer, Recherches théoriques et pratiques sur ses causes, sa nature et son traitement, ainsi que sur les rapports qui existent entre ce mal, le choléra, la fièvre jaune, la peste,* etc. ; par M. Semanas, de Lyon , D.-M. P., pages 130 à 133.)

J'ai reproduit textuellement cette observation, parce qu'elle est, dans tout le livre de M. Semanas, ce qui a le plus l'apparence d'une preuve expérimentale en faveur de son hypothèse.

Sans mettre en doute la bonne foi de cet honorable confrère, je dirai qu'en général on doit se défier un peu de ses propres impressions quand on veut juger d'après elles une idée préconçue. Un auteur qui se prend lui-même pour sujet de l'expérience destinée à vérifier le système qui est de sa création, a d'ordinaire une assez grande tendance à se faire illusion sur ce qu'il éprouve ; et quand il ne s'agit point de résultats appréciables à la balance et en chiffres, il est permis de se tenir en garde contre les effets de cette illusion toute naturelle. J'aurais aimé, je l'avoue, que d'autres personnes eussent répété l'expérience faite par M. Semanas, quant aux résultats du séjour dans la cabine aux moments où la fenêtre en était alternativement ouverte et fermée. — Au surplus, en prenant au pied de la lettre tout ce qu'il dit avoir éprouvé, on peut très-bien s'en rendre compte sans l'intervention d'un miasme quelconque.

Et d'abord la *complète immobilité* d'un pyroscaphe qui file *onze nœuds* à l'heure, est chose peu concevable. Cette immobilité avec une telle vitesse doit être toujours, quelle que soit la sérénité de la mer, plus ou moins altérée par les secousses que donnent les aubes des roues en frappant la colonne d'eau qu'elles déplacent. Il y a donc alors d'autres mouvements encore que celui de la progression du navire, mouvements plus sensibles à certains endroits, et notamment dans le voisinage des roues.

C'était en descendant du pont dans sa cabine que M. Semanas éprouvait le malaise et les nausées. Mais il en arrive presque toujours ainsi : c'est au moment où l'on passe du grand air qui règne sur le pont à l'air plus concentré, moins

renouvelé des étages inférieurs, que l'on commence à être in-
disposé. Si la fenêtre ouverte que M. Semanas accuse était en
réalité pour quelque chose dans cet effet, je soupçonne fort
que c'était en lui causant les impressions visuelles dont j'ai
parlé à la page 11, et qui contribuent sans aucun doute à la
production du vertige. Quand on regarde la surface liquide
par une ouverture étroite placée sur le côté du navire, cette
surface paraît, aux moindres balancements de ce dernier, dé-
crire des arcs de cercle considérables : spectacle assurément
vertigineux pour les gens qui ne sont point amarinés.

Loin que ce soit l'air marin, l'air pénétrant du dehors dans
l'intérieur du navire qui donne le mal de mer, comme le prétend M. Semanas en se fondant sur son idée d'un miasme
exhalé du sein des eaux marines, c'est précisément lorsque
l'état de la mer oblige à tenir les fenêtres et les écoutilles fermées qu'on est le plus exposé à éprouver, en descendant dans
l'entrepont, les nausées caractéristiques. Tous ceux qui ont
navigué savent que le supplice des habitants de l'entrepont,
c'est l'insuffisante aération de cette partie des bâtiments.
Aussi, quel bonheur, quand l'état de la mer permet d'ouvrir
les *hublots!* (C'est ainsi qu'on nomme de petites ouvertures
pratiquées dans la paroi des navires et fermées d'une pièce
de bois à charnière au milieu de laquelle se trouve enchâssé un
verre assez épais pour résister aux vagues; c'est par là qu'un
peu de jour pénètre dans les divers compartiments de l'entrepont.) Lorsque, dans le cours ou bien au terme d'une traversée, on peut enfin ouvrir les hublots des chambres, il semble
qu'on y respire pour la première fois depuis longtemps; c'est
la vie qui vous arrive avec ce bienheureux courant d'air frais,
qui n'a certes rien de miasmatique pour avoir effleuré la surface de la mer. Tel est le bien-être procuré par cette prise
directe d'air et de jour qu'on est incessamment tenté d'en-
tr'ouvrir son hublot, au risque de recevoir par là une lame,
ou comme on dit dans le langage du bord, d'*embarquer une
baleine*, ce qui a de graves inconvénients.

Malgré les observations qu'a faites sur lui-même M. Semanas, je persiste pour mon compte à penser que la susceptibilité au mal de mer augmente quand on descend dans les étages inférieurs des bâtiments, non point parce que l'air marin y abonderait plus qu'ailleurs, mais parce que l'air ne s'y renouvelle que difficilement, parce qu'il y est plus ou moins vicié par les exhalaisons de la cale et des sentines, parce que, moins oxygéné que celui du pont, il ne procure pas une hématose assez complète, en d'autres termes, parce qu'il ne revivifie pas assez le sang pour une stimulation convenable du cerveau.

Il peut survenir chez les individus longtemps renfermés dans les basses régions des navires une véritable intoxication miasmatique, comme celle qui donne lieu au typhus désigné sous le nom de *fièvre des vaisseaux*. Mais ce n'est pas dans l'atmosphère marine que se trouve le principe du mal ; il résulte de l'encombrement qui règne à bord, de la décomposition des eaux qui séjournent au fond de la cale, en un mot, de toutes les causes d'infection qui se rencontrent au sein du navire.

Si réellement l'eau de la mer recélait un miasme particulier, et que ce miasme fût la cause du vertige et des nausées, comment, lorsqu'on se baigne, lorsqu'on nage dans la mer, agitant le liquide à la surface duquel on respire, y étant plongé jusqu'au menton, comment, dis-je, échapperait-on alors à l'influence du miasme, et partant à l'effet que lui attribue M. Semanas, au mal de mer ? Qui a jamais éprouvé, ou vu, ou entendu dire que le mal de mer ait été produit par les bains de mer, quelque prolongés qu'ils fussent ?

Est-il besoin enfin, pour achever de couler bas l'hypothèse d'un miasme marin, de faire observer que les matelots qui devraient en ressentir l'influence sur leur constitution, sont des hommes qui, malgré beaucoup d'excès, conservent en général une santé robuste ? Faut-il ajouter que sur les grands lacs de la Suisse, on éprouve assez souvent, quand leurs flots sont soulevés par la tempête, tous les symptômes du mal de mer ? il n'y a pourtant là aucun miasme marin : les eaux sont douces, l'air est le plus pur du monde.

Au surplus, comme l'a fait remarquer M. Londe, « le mot *mal de mer* est impropre pour désigner ces accidents, puisqu'ils surviennent sur un lac un peu agité, dans une voiture ou pendant l'exercice de l'escarpolette. S'ils sont beaucoup plus intenses sur la mer, c'est parce que la cause ne pouvant être soustraite à volonté, comme elle l'est dans les autres cas, les effets acquièrent nécessairement une intensité plus grande ; c'est aussi parce que cette cause est incomparablement plus prononcée. » (*Dict. de Méd. et de Chir. pratiq.*, art. Mal de mer.)

II. — *Théorie du mal de mer d'après l'auteur.*

1. J'arrive à la théorie que je me suis faite, il y a longtemps, du mal de mer, théorie qui me paraît beaucoup plus fondée que celles qui ont été jusqu'à présent émises à ma connaissance. Je l'ai résumée dans la proposition suivante de ma thèse inaugurale, soutenue à la Faculté de Paris, le 24 août 1840 :

« Le mal de mer doit être attribué au trouble apporté
« dans la circulation du sang par les mouvements alternatifs
« d'inclinaison, soit latérale (roulis), soit antéro-postérieure
« (tangage) qu'exécute le navire. Ce trouble a pour résultat,
« non pas de congestionner le cerveau, comme le prétendait
« Wollaston, mais de le priver au contraire de l'afflux d'une
« quantité de sang suffisante pour la stimulation normale de
« ce centre nerveux. Ce qui arrive dans le mal de mer est
« tout à fait analogue à ce qu'éprouvent assez souvent, sur la
« fin d'une saignée, les personnes que l'on saigne debout ou
« assises, et qui, en même temps qu'elles se trouvent mal,
« sont prises d'envies de vomir et de vomissements véri-
« tables. »

Ainsi, c'est, suivant moi, le manque d'excitation suffisante des centres nerveux par le sang artériel, qui constitue, dans le mal de mer, le phénomène primordial et pathogénétique. Je ne nie pas toutefois que, par suite du ralentissement général du cours circulatoire, il puisse y avoir, pendant la durée du mal marin, stase du sang veineux dans les sinus cérébraux, comme mon confrère M. Auzias-Turenne a soutenu que cela avait lieu dans la migraine.

2. Cette dernière affection, qui offre dans ses symptômes, dans les sensations qu'elle cause une assez grande analogie avec le mal de mer, la migraine tient, suivant toute probabilité, à une insuffisante excitation du cerveau par le fluide sanguin. Elle s'accompagne presque toujours du ralentissement et de la petitesse du pouls, du refroidissement de la peau, de la diminution des sécrétions diverses. Les personnes en proie à la migraine éprouvent du soulagement au lit, soulalagement qui devient complet, dès qu'elles parviennent à ranimer assez la circulation pour que la sueur s'ensuive.

Cette opinion sur la cause de la migraine est celle d'un des médecins de notre époque qui ont fait preuve, à mon avis, de plus de sagacité et de vrai génie médical. Je veux parler de M. Bretonneau (de Tours), qui a émis tant de vues neuves, aujourd'hui sanctionnées par l'expérience, sur la nature et le traitement des maladies les plus meurtrières, telles que la fièvre typhoïde et le croup. Un jour notre poète populaire, notre chansonnier philosophe, Béranger, qui est sujet à la migraine, demandait à M. Bretonneau, son ami et son médecin, pourquoi, dans ses accès, il souffrait moins étant couché; pourquoi, au contraire, le malaise et la douleur se réveillaient dès qu'il essayait de se tenir sur son séant. M. Bretonneau, prenant sur la table une bouteille à moitié vide, se mit à l'incliner et à la redresser alternativement : « Quand je couche cette bouteille, dit-il, le liquide arrive aisément jusqu'au bouchon; quand elle est debout, la partie supérieure reste à sec. »

Sans qu'elle puisse prétendre à une exactitude parfaite, la comparaison fait ressortir une idée, suivant moi, très-juste.

Diverses observations concourent à prouver cette influence considérable de la position sur la circulation cérébrale. Quelqu'un se trouve-t-il en état de défaillance ou de syncope? Il

suffira bien souvent de le coucher tout de son long, de le mettre dans le décubitus horizontal, pour que la circulation se
rétablisse et qu'il reprenne aussitôt connaissance. On a vu des
femmes, à la suite de pertes énormes, n'échapper à une mort
rendue imminente par des syncopes multipliées et prolongées,
que grâce à l'attention qu'on a eue de leur placer la tête dans
une position assez déclive pour que la petite quantité de sang
qui leur restait, fût affectée presque exclusivement à l'entre-
tien de la vie des centres nerveux. Il a été reconnu, d'autre
part, que l'insensibilité par l'inhalation de la vapeur d'éther
ou de chloroforme, arrivait plus vite et plus facilement, chez
les personnes couchées, que chez celles qui se tenaient assises
pendant qu'on leur faisait respirer l'agent anesthésique.

3. Voici maintenant quelques-unes des considérations sur
lesquelles s'appuie ma manière de voir quant à l'étiologie du
mal de mer :

Observez celui que ce mal saisit, son visage pâlit de plus
en plus, ses extrémités deviennent froides, ses ongles bleuis-
sent comme au début de la période algide d'une fièvre intermittente. Un resserrement pénible de l'épigastre, un malaise
indéfinissable se font sentir. Ce qu'il éprouve ressemble assez
bien aux effets produits par la pipe ou le cigare sur les personnes qui n'ont pas l'habitude de fumer. Le pouls est petit,
la prostration du physique et du moral extrême. Influence
hyposthénisante dans les deux cas : par l'action narcotique
du tabac dans l'un, par la diminution de la force circulatoire du sang dans l'autre.

L'invasion du mal de mer s'accompagne aussi de bâille-
ments incomplets, de pandiculations, de vertiges, tous signes d'un ralentissement, d'un embarras de la circulation.
La marche devient incertaine, les jambes fléchissent sous le
poids du corps. On s'accroupit, se couche, se pelotonne en
quelque sorte, indifférent à tout, ne se sentant la force ni de
remuer, ni même de parler. On se dérobe autant que possible
à tout effort, à toute sensation. C'est un état d'anéantisse-

ment d'où il semble qu'on redoute de sortir, chaque tentative
faite dans ce but renouvelant et augmentant le malaise auquel on est en proie.

4. Quels sont enfin les individus qui résistent le mieux au
mal de mer? Ceux chez lesquels la circulation sanguine est
naturellement énergique, ou bien qui l'activent par des travaux de force, par l'exercice musculaire.

Les très-jeunes enfants, les nourrissons entre autres, chez
lesquels le cœur est relativement plus volumineux et la circulation plus active que chez les adultes, ne sont point sensiblement incommodés du mal de mer. Sans en être tout à fait
exempts, les animaux l'éprouvent moins que les hommes,
parce que chez eux le cerveau se trouve presque sur le même
plan horizontal que l'organe impulseur du sang, le cœur.
C'est à tort que M. Maissiat, qui fait dépendre le mal de mer
de l'installation intérieure des gaz abdominaux, prétend que
le roulis est sans influence perturbatrice sur les oiseaux (1).
Il n'est pas rare de voir, par un gros temps, les poules nou-
vellement embarquées présenter, au vomissement près, tous
les signes du mal de mer.

Parmi les passagers adultes, ceux qui se donnent le moins
de mouvement, qui vont le moins au grand air sur le pont,
sont aussi ceux qui restent le plus longtemps sous l'influence
du mal de mer. Et parmi les hommes également habitués à
la vie du bord, ceux-là sont moins à l'abri du retour des
nausées, qui, par leurs fonctions et leur rang, ont le moins
d'activité corporelle. Ainsi j'ai vu que, par les forts coups de
vent, la mer étant très-grosse, beaucoup d'officiers de marine étaient *influencés;* ils manquaient d'appétit, et avaient,
comme on dit, le *cœur sur les lèvres,* quoiqu'ils fussent aussi
faits à la mer que les matelots. Ces derniers, obligés de tra-
vailler rudement pour la manœuvre du navire, ne ressentaient

____

(1) *Études de Physique animale,* p. 268, 269.

rien de semblable, et ne boudaient pas plus contre le *plat* (1),
ni surtout contre la ration de vin, que par les temps ordinaires ; montant aux hunes et sur les vergues, ils subissaient
cependant des mouvements plus étendus que les officiers qui
se tiennent sur le pont.

J'ai navigué en 1828 et 1829 sur une corvette de charge
(*le Rhône*), affectée à des transports de troupes de France aux
colonies, et réciproquement ; j'ai eu l'occasion d'observer les
effets de la mer sur un grand nombre d'hommes qui n'y
étaient pas habitués. Eh bien ! le simple soldat, que les matelots ne se font pas scrupule de bousculer un peu, qui est
obligé, qu'il se sente le cœur barbouillé ou non, d'aller lui-
même, au signal donné, prendre et reporter son hamac au
bastingage, chercher ses vivres à la cambuse, le simple soldat, dis-je, était en général assez promptement délivré du mal
de mer. Chez les officiers des grades inférieurs, le mal avait
déjà plus de persistance. Enfin, les plus malades de tous
étaient à peu près constamment les officiers supérieurs, les
passagers de la table du commandant. Ceux-ci, objet de plus
d'égards, et se donnant en général moins de mouvement que
les autres, demeuraient sous l'influence du mal pendant dix,
quinze jours, et quelquefois même durant toute la traversée de
Brest aux Antilles. C'est ce qui arriva notamment à un vieux
commandant de l'armée impériale, que le ministère libéral pré-
sidé par M. de Martignac avait rappelé sous les drapeaux après
quinze ans de non-activité, ainsi qu'à un ingénieur en chef
des ponts et chaussées, que nous transportions à Cayenne au
commencement de 1829. Ils furent malades l'un et l'autre,
pour ainsi dire sans interruption, depuis l'instant de leur arrivée à bord en rade de Brest, jusqu'à celui de leur débarquement à Cayenne.

---

(1) Les matelots sont divisés par escouades de sept, huit ou dix
hommes mangeant ensemble au même plat. On distribue collective-
ment les rations des hommes de l'escouade ou du plat.

Notre corvette était installée en bâtiment-hôpital pour ramener en France les convalescents auxquels le séjour dans un climat tempéré et l'influence de l'air du pays natal paraissaient nécessaires pour leur rétablissement. Cette mesure était la réalisation d'une pensée philanthropique de M. Hyde de Neuville pendant qu'il avait été à la tête du département de la marine. Mais l'exécution ne répondait pas complétement aux vues humaines du noble et généreux ministre. Les gouverneurs et administrateurs de nos colonies, pour défalquer d'autant le chiffre de la mortalité dans leurs ressorts, faisaient embarquer trop souvent de véritables moribonds, au lieu et place des convalescents auxquels le retour dans la mère-patrie eût été possible et profitable. En vain le commandant et le chirurgien-major du *Rhône* protestaient; on ne leur envoyait pas moins des hommes dans un état tel, qu'il est arrivé parfois à quelques-uns d'expirer dans l'embarcation même qui les portait à bord de la corvette-hôpital.

Rentrant dans mon sujet, je dirai que les avantages du décubitus horizontal, pour prévenir le mal de mer, étaient ici très-manifestes. La plupart des hommes trop gravement malades pour quitter les cadres suspendus dans lesquels ils étaient couchés, échappaient à peu près complétement au mal de mer.

J'ai remarqué de même, étant second chirurgien de la frégate *la Médée*, à l'expédition de la conquête d'Alger en 1830, que sur 150 blessés de l'armée que nous transportions à Mahon dans les premiers jours de juillet et qui étaient étendus sur des matelas et sur de la paille dans la batterie, il n'y en eut presque aucun à ressentir le mal de mer. Il est vrai que le temps était beau, la mer calme, et que déjà ces militaires s'étaient un peu amarinés pendant la traversée récente des côtes de France à celles de l'Algérie. Par suite de divers contretemps, les troupes expéditionnaires avaient été retenues à bord pendant plus d'un mois, la flotte ayant mis à la voile de Toulon le 13 mai, et le débarquement ne s'étant opéré que le 14 juin à Sidi-Ferruch.

Parmi les influences morales qui prédisposent aux atteintes du mal de mer, il faut noter celles de l'ennui et des affections tristes. Toute cause physique d'affaiblissement augmente aussi la susceptibilité au mal. Ainsi quelqu'un y aura échappé dans deux ou trois traversées précédentes, et pourra bien en souffrir à un quatrième embarquement, si dans l'intervalle il a fait une maladie qui ait diminué son énergie organique.

Sur la fin du mal de mer, quand les vomissements et les nausées commencent à vous laisser quelque répit, on est porté à la somnolence comme à la suite des hémorrhagies. Ne serait-ce point par l'effet d'une sédation du même genre qu'on apaise et qu'on endort les nourrissons en les berçant ?

5. Les dispositions particulières de la circulation du sang qui se rend au cerveau et les conditions physiologiques de ce viscère font aisément comprendre pourquoi il est le premier à ressentir les effets d'un ralentissement, d'une diminution de force dans le cours du liquide sanguin. « Ce liquide, ainsi que le fait observer Richerand, obligé de remonter contre sa propre pesanteur, consume par là même une partie du mouvement d'impulsion qu'il avait reçu du cœur. La colonne verticale va heurter la courbure anguleuse que décrit la carotide interne en parcourant le canal osseux de la portion pierreuse du temporal ; et comme cette courbure ne peut être redressée, la colonne de sang y est brisée avec énergie et détournée de sa direction primitive avec une perte considérable de vitesse. » (*Nouveaux éléments de physiologie*, par le baron Richerand, 10ᵉ édit., revue par l'auteur et par M. Bérard aîné.)

Or, le cerveau est un des organes qui, relativement à leur volume, reçoivent le plus de sang. Les artères carotides internes et vertébrales lui portent, d'après les calculs de Haller, une grande partie de la masse totale du sang que le cœur lance dans l'aorte, environ du tiers à la moitié.

Ce n'est pas tout encore : le cerveau est incessamment

soulevé par la pulsation des artères placées à sa base, et ce soulèvement paraît être une des conditions nécessaires de l'intégrité d'action, ou du moins de l'énergie fonctionnelle du centre nerveux cérébral. Si, par suite d'un trouble dans la circulation, l'ondée de sang ne parvient dans le crâne qu'avec une force très-réduite, on conçoit que l'atonie, la défaillance d'action du cerveau, en devienne la conséquence presque immédiate. Voilà justement ce qui arrive dans le mal de mer. Les balancements du navire ont pour effet de diminuer la vitesse du cours du sang dans les troncs artériels; de là tous les désordres nerveux et sympathiques qui constituent cet état morbide.

6. La branche de la mécanique, qui a pour objet les lois de l'équilibre et du mouvement dans les liquides, l'hydraulique, en particulier, pourrait vraisemblablement rendre compte de l'obstacle qu'éprouve, sans aucun doute, la marche du sang dans les circonstances qui déterminent le mal de mer et tous les malaises du même genre, résultant de certains mouvements imprimés à notre corps. On sait que pour parcourir le champ circulatoire, le sang reçoit de la contraction du cœur une impulsion qui équivaut à une force donnée. D'après ses expériences sur le cheval, le bœuf, le mouton, le chien, animaux chez lesquels il a trouvé que la force d'impulsion du sang artériel fait équilibre à une colonne de mercure variant de 180 à 140 millimètres, M. Poiseuille, prenant la moyenne entre ces *maxima* et *minima*, estime que cette même force chez l'homme adulte et jeune est capable de soutenir une colonne de mercure de 160 millimètres environ, soit une colonne d'eau d'un peu plus de 6 pieds et demi. L'effet de l'impulsion communiquée au sang par le cœur, autrement dit de la force dont il s'agit, se trouve modifié d'une façon très-notable rien que par l'attitude qu'on prend. Se tient-on debout ou assis, l'effet sera contrarié, diminué, parce que cette attitude ajoute aux autres résistances que doit surmonter le courant sanguin, celle de la pesanteur du liquide lui-même. Est-on

couché? l'obstacle provenant de cette cause n'existe plus, puisque la tête se trouve alors à peu près de niveau avec le cœur.

Voyons maintenant : que doit-il se passer dans les colonnes sanguines qui remplissent les gros vaisseaux, quand on subit des mouvements incessants d'inclinaison d'un côté à l'autre, par le roulis, d'avant en arrière, par le tangage, ou quand on tourne rapidement sur soi-même, comme dans la valse, par exemple, qui occasionne aussi à beaucoup d'individus des étourdissements, du vertige? Les molécules du fluide, au lieu d'obéir seulement à l'impulsion qu'elles reçoivent du cœur à chacune des contractions de cet organe, se trouvent sollicitées par une force centrifuge, et elles prennent la direction de la résultante de ces deux forces. Au lieu de suivre une ligne à peu près verticale, la ligne parallèle à la direction la plus générale des gros vaisseaux, les molécules sanguines décrivent une courbe, une sorte de spirale, qui allonge d'autant le trajet qu'elles ont à parcourir, et diminue par conséquent la vitesse de leur marche ascensionnelle, suivant l'axe des tubes qui les renferment. De là, un ralentissement de l'ondée sanguine qui monte, par l'aorte, les artères carotides et vertébrales, vers la cavité crânienne pour la stimulation et la nutrition du cerveau.

La même force centrifuge a pour effet de ralentir le courant sanguin qui descend de l'extrémité céphalique par les veines jugulaires et par la veine-cave supérieure. Elle s'exerce de la même façon sur la masse du liquide que renferment les cavités du cœur et sur celui qui chemine dans les vaisseaux artériels et veineux du reste du corps. Il y a par suite un ralentissement général produit dans la circulation. Il arrive donc, dans un temps donné, une moindre quantité de sang au cerveau et aux divers organes.

La conséquence physiologique de cet état, c'est une diminution notable de l'influx nerveux cérébral, et voilà ce qui donne lieu aux symptômes vertigineux et nauséeux du mal de mer.

Les individus qui échappent aux atteintes de ce mal doivent l'immunité dont ils jouissent, soit à l'énergie que possèdent chez eux les puissances circulatoires, soit à ce que leurs centres nerveux sont peu impressionnables à la soustraction d'une certaine quantité du sang qu'ils reçoivent dans l'état ordinaire.

Au bout d'un certain temps et par un effet d'habitude, les organes parviennent à fonctionner normalement sous l'empire des conditions physiques qui causent le mal de mer, soit que le cœur augmente alors son action pour vaincre les résistances qu'elles opposent au cours du sang, soit que les centres nerveux et les autres appareils de l'économie s'accoutument à un afflux moindre de ce liquide.

Quelque opinion que l'on se fasse de l'explication que je donne du mécanisme du mal de mer, il y a là, je le répète, un problème d'hydrodynamique sur lequel je désire que des hommes plus compétents que je ne le suis en cette matière, veuillent bien fixer un moment leur attention. Déjà l'un d'eux, M. Delaunay, ingénieur des mines et répétiteur à l'Ecole polytechnique, a, dans un ouvrage qu'il vient de publier (*Cours élémentaire de mécanique*, 1851), envisagé la question dont il a donné une solution que je vais reproduire.

« Le mal de mer, dit-il (pages 141, 142), est occasionné par « les balancements successifs que les vagues transmettent au « navire sur lequel on se trouve (1). Dans ce mouvement de

---

(1) Pour plus de précision, il faudrait dire que les balancements du navire sont le résultat de l'action composée des vagues sur la partie de la coque qui est en rapport avec l'eau, et de l'air ou du vent sur le surplus de cette coque, sur la mâture et la voilure. Aussi arrive-t-il que par un même état des lames, un navire peut éprouver des balancements considérables ou n'en pas éprouver du tout, suivant l'orientation des voiles. Marche-t-on vent arrière, par exemple, c'est-à-dire avec une direction de la voilure perpendiculaire à celle de la quille? on aura un fort roulis, et gare le mal de mer pour ceux qui y sont sujets ! — Navigue-t-on grand largue, au contraire,

« balancement, chaque molécule du corps, au lieu de se mou-
« voir en ligne droite, décrit une ligne sinueuse, telle que la
« ligne A B. Au moment où cette molécule se trouve dans

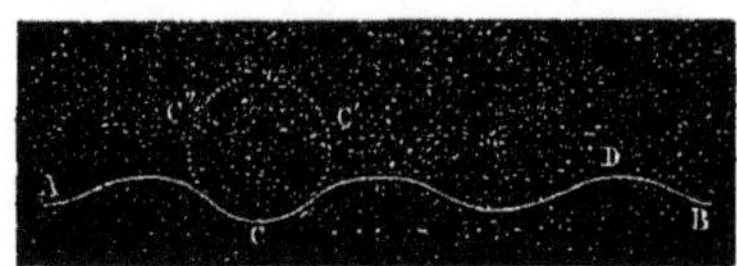

« l'une des parties inférieures de la ligne qu'elle est obligée de
« parcourir, en C, par exemple, elle est à peu près dans les
« mêmes conditions que si elle se mouvait le long d'une cir-
« conférence de cercle C C ; il se développe donc une force cen-
« trifuge qui détermine une pression de la molécule sur celles
« qui sont dans son voisinage. Un effet analogue se produit
« lorsque cette molécule se trouve en D, sur une partie supé-
« rieure de la ligne AB ; la force centrifuge s'y développe,
« donne lieu à une pression en sens contraire de la précédente.
« Ainsi, par suite du balancement continuel du navire, les
« organes qui sont à l'intérieur du corps, exercent les uns
« sur les autres des pressions différentes de celles qui ont lieu

c'est-à-dire avec une direction oblique des voiles, formant en avant
avec l'axe du bâtiment un angle d'au moins 77°? il n'y aura plus
de roulis, le bâtiment se trouvant alors soutenu, dans une légère
inclinaison sur le côté, par le vent qui frappe de biais la voilure.
Cette dernière allure est, on le conçoit, la plus commode, surtout pour
les victimes du mal de mer. Rien de plus commun, suivant une remarque qui m'est transmise par un de mes anciens compagnons d'études,
mon ami le docteur Pichorel (du Havre), rien de plus commun, dis-je,
que de voir des individus à peu près amarinés, qui ne ressentent plus
aucun malaise tant que le bâtiment se trouve appuyé comme il l'est
de vent largue, et qui sont repris des accidents de l'affection nautique du moment que la brise hale l'avant et que, orienté au plus
près, le navire présente le bout à la lame et se met à tanguer. Or
qu'était devenu, pendant le temps de bien-être, le miasme *intoxica-
teur?* Comment s'est-il reproduit et fait-il de nouveau sentir ses effets parce que le navire sera venu au vent de trois ou quatre

« à l'état de repos, pressions qui varient d'ailleurs continuelle-
« ment et insensiblement, d'un moment à l'autre. On conçoit
« bien qu'il puisse en résulter un malaise, et c'est en effet ce
« qui occasionne le mal de mer. »

Si cette explication présentait une idée exacte et bien nette
des changements qui surviennent dans les dispositions maté-
rielles des organes par suite des balancements du navire, il
ne resterait plus aux physiologistes qu'à rechercher en quoi et
comment ces changements influent sur les fonctions pour
amener la perturbation qui constitue le mal de mer. Il s'en
faut, malheureusement, que l'explication de M. Delaunay jette
une lumière complète sur la première partie de la question.
Il y aurait eu d'abord, ce me semble, une distinction à établir
entre les solides et les liquides de l'économie; car, les effets
des mouvements du navire ne sauraient être les mêmes, la
pression de la force centrifuge, admise avec raison par M. Delaunay, ne saurait avoir les mêmes résultats quant aux molécules adhérentes des premiers et quant aux molécules libres
des seconds. En restant dans cette généralité, où l'auteur s'est
tenu, comment se rendre compte du soulagement apporté au

points du compas? Cette idée d'un miasme ne supporte pas un instant l'examen.

Tout témoigne, au contraire, que les balancements du vaisseau
sont la cause à peu près unique du mal de mer. Il arrive aux matelots eux-mêmes, qui par les plus gros temps n'éprouvent rien tant
qu'ils restent sur le pont, de ressentir quelque malaise, s'ils mon-
tent alors, pour la manœuvre, aux extrémités de la mâture, par
exemple sur les barres de perroquet ou bien sur les bouts des vergues, points où les mouvements de tangage et de roulis sont plus
étendus que partout ailleurs.

Telle personne enfin sera solidement amarinée sur un bâtiment à
voiles et pourra, si elle passe sur un vapeur, n'être plus entièrement
à l'abri de l'influence du mal de mer; ce qui tient à la différence
des mouvements sur les deux espèces de navire. Au retour d'une
campagne de l'Inde, le docteur Pichorel éprouva, m'écrit-il, le mal
de mer, contre lequel il se croyait parfaitement cuirassé, en faisant
une courte traversée à bord d'un bateau à vapeur.

malaise nautique, par le seul fait du décubitus horizontal?
Les organes exercent aussi, les uns sur les autres, des pressions fort différentes de celles qui ont lieu à l'état de repos,
pendant l'action de courir, de sauter, de trotter ou de galo-
per à cheval; rien, pourtant alors, ainsi que je l'ai déjà fait
remarquer, qui ressemble, de près ou de loin, au mal de mer.
L'explication fournie par M. Delaunay laisse donc encore à
désirer, elle ne contient pas une solution qui satisfasse complétement l'esprit.

7. J'abandonne, au surplus, le champ des discussions théoriques, en signalant moi-même l'insuffisance de la partie de
mon travail qui a trait aux éléments physiques et mécaniques
de la question, et je rentre sur le terrain qui m'est plus fami-
lier, de l'observation médicale. Je vais examiner encore, à ce
dernier point de vue, quelles inductions il est permis de tirer,
quant à la nature du mal de mer, des moyens qui le soula-
gent, *à juvantibus*, comme on dit, et en appliquant, au sujet
qui nous occupe, l'aphorisme d'Hippocrate : *Naturam morbo-
rum ostendit curatio.*

La conclusion des observations que j'ai faites, c'est que
tout ce qui élève la force et accélère le rhythme du mouvement circulatoire, contribue à prévenir ou à diminuer le mal
de mer. Ainsi agissent les inspirations fortes et fréquentes
qui, au témoignage de M. Arago, le préservaient du mal de
mer jusqu'au moment où la fatigue des muscles respirateurs
l'obligea de suspendre l'emploi de ce moyen prophylac-
tique (1).

---

(1) Il est clair que si le mal de mer dépendait, comme on l'a prétendu, de l'influence d'un air miasmatique, M. Arago l'eût augmenté
chez lui par des inspirations forcées qui faisaient pénétrer, dans un
temps donné, une plus grande quantité de cet air dans ses poumons.

Dans une note qui a été communiquée à l'Académie nationale des
Sciences, par M. Duvernoy, le 7 octobre 1850, M. F. Curie reprodui-

La ceinture dont M. Jobard, après beaucoup d'autres, loue et recommande l'usage, la ceinture qui comprime soit l'abdomen, soit la base de la poitrine, soulage à la vérité; mais ce n'est point, comme il le dit, parce qu'elle fixe les intestins, c'est parce qu'elle contribue à pousser le sang vers le cerveau; elle agit de la même manière que le décubitus, avec la tête basse, position qui suffit pour dissiper le malaise des personnes affectées de syncope et de nausées à la suite d'une saignée du pied ou du bras, et dont l'état présente, je le répète, une frappante analogie avec le mal de mer.

Dans les deux états que je compare (nausées lipothymiques et nausées maritimes), l'impression d'un air vif et frais est également favorable. J'ai réussi parfois à vaincre les premiers symptômes du mal de mer en m'allant placer, tête nue, sous la *ralingue* ou bord inférieur de la voile de l'arrière dite *brigantine*, où je recevais l'action directe d'un courant d'air des plus vifs.

Il y a une expérience qui pourrait montrer jusqu'à un certain point si la théorie que je donne du mal de mer est ou

---

sant la théorie de M. Kéraudren, et admettant comme cause du mal de mer, qu'à l'instant où le vaisseau s'abaisse, les parties flottantes du bas-ventre s'élèvent dans la poitrine et font remonter le diaphragme; qu'au contraire, lorsque le bâtiment s'élève sur la vague, les viscères se précipitent dans les parties basses de l'abdomon, et entraînent le diaphragme dans le même sens; observant en outre que la respiration produit sur le diaphragme des mouvements analogues, c'est-à-dire qu'il s'abaisse dans l'inspiration et s'élève dans l'expiration, M. Curie, dis-je, propose en conséquence, pour combattre le mal de mer, le moyen suivant : *Inspirer quand le navire descend, et expirer quand il s'élève.*

On a vu ce qu'il fallait penser de cette explication du mal de mer. Quant au préservatif conseillé par M. Curie, et qui consiste à combiner les deux temps de la respiration avec les mouvements alternatifs du vaisseau, à rythmer son haleine sur le roulis et le tangage, il est tout à fait impraticable. Reste la ressource employée par M. Arago, les inspirations forcées, ressource efficace dans une certaine limite.

n'est pas fondée. J'ai la persuasion que des gens placés dans les circonstances qui déterminent ce mal et à qui l'on poserait aux jambes des ventouses monstres, comme celles de M. Junod, en ressentiraient beaucoup plus vite les premières atteintes, deux causes concourant alors à priver le cerveau de l'afflux normal du liquide sanguin.

Un autre mode de vérification que je regrette fort de n'avoir pas employé, c'est l'auscultation appliquée aux gros vaisseaux du cou. Je suis tout à fait porté à croire que le bruit de souffle doit se faire entendre chez les individus qui sont sous l'empire du mal de mer comme chez les chlorotiques.

8. Enfin, je signale une dernière analogie entre le malaise produit par les mouvements du navire et cet état qui cause à tant de femmes des nausées et des vomissements pendant les premiers mois de la grossesse, c'est-à-dire à une époque où la matrice devient un centre d'afflux sanguin, et par conséquent détourne du cerveau une partie du liquide vivifiant qu'il recevait. Plusieurs femmes m'ont déclaré que rien ne leur rappelait mieux les nausées du commencement de leur grossesse que ce qu'elles éprouvaient sur mer pendant les premiers jours d'une traversée. Une dame créole disait dernièrement à un de ses amis qui allait s'embarquer pour la première fois : « Vous ne saurez jamais par vous-même ce qu'est le malaise des femmes enceintes; mais le vaisseau vous en donnera une juste idée, à moins que vous ne soyez de ces privilégiés qui sont, par bénéfice de nature, à l'abri du mal de mer. » Une remarque qui vient encore à l'appui du rapprochement que j'indique, c'est que, en général, les femmes enceintes sont rarement prises de vomissements au lit, et fréquemment au contraire à l'instant où elles en sortent, où elles quittent la position horizontale pour la station droite (1).

---

(1) Les analyses qui ont été faites du sang d'un assez grand nombre de femmes enceintes par MM. Andral et Gavarret, par MM. Bec-

Pourquoi encore, dans l'état de grossesse, les femmes sont-elles plus nerveuses, ont-elles des goûts bizarres, des envies irrésistibles? Ne serait-ce pas toujours parce que le système nerveux est alors moins abreuvé de sang, ou parce que le sang qu'il reçoit est plus aqueux, moins riche que dans l'état ordinaire? On sait que le sang est *le modérateur des nerfs*. Une cause toute semblable produit la plus grande susceptibilité des femmes à l'époque menstruelle. Pour en citer un exemple qui se rattache à l'objet de ce Mémoire, une dame qui n'avait jamais ressenti le mal de mer dans diverses traversées précédentes, l'éprouva très-fortement dans un trajet de Calais à Douvres, qu'elle fit pendant une de ces évacuations périodiques.

9. On ne tient pas en général assez compte de l'influence du sang sur l'exercice des fonctions nerveuses.

Il y a deux modes de perturbation des fonctions du centre nerveux par suite de l'action du sang sur la pulpe cérébrale. Cette perturbation résulte, soit d'une irrégularité en plus ou en moins (exagération ou affaiblissement) du cours du liquide excitateur, soit d'une altération dans la composition même de ce fluide.

Le mal de mer, les lipothymies et la syncope sont des exemples de défaillance de l'action du centre nerveux cérébral par l'effet d'un ralentissement, d'un arrêt dans le cours du sang.

---

querel et Rodier, enfin par M. le docteur Regnauld, ont constaté une diminution à peu près constante de la proportion des globules, diminution de plus en plus prononcée à mesure qu'on approche davantage du terme de la grossesse. L'idée qui consiste à rapporter non plus à la pléthore, comme on le faisait généralement naguère, mais à un état de chlorose et d'hydroémie, les vertiges, les éblouissements et les nausées des femmes enceintes, a été formellement adoptée par M. Cazeaux, dans la troisième édition de son *Traité de l'art des accouchements*, 1850.

L'ivresse alcoolique, et mieux encore celle qui résulte de l'inhalation de l'éther ou du chloroforme, et qui aboutit si rapidement au narcotisme, à l'abolition complète de la sensibilité, nous montrent le trouble, la suspension des fonctions nerveuses par l'influence qu'exerce sur le cerveau un sang dans la composition duquel il a été introduit un principe étranger d'une certaine nature. Sauf à tenir compte des susceptibilités individuelles, on voit que le trouble des fonctions nerveuses est en raison de la quantité de substance altérante introduite dans le sang. Si l'on gradue cette introduction, comme l'ont fait M. Flourens, M. Longet, et plusieurs autres physiologistes dans leurs expériences d'éthérisation sur les animaux, on obtient des degrés proportionnels d'altération de l'action nerveuse (1).

---

(1) On connaît les résultats obtenus par M. Flourens, de l'injection de diverses substances dans les artères. Suivant la nature de ces substances, les effets sur les nerfs étaient non-seulement différents, mais en quelque sorte contrastés.

Injectait-il dans l'artère un éther, un acide, de l'alcool, de l'ammoniaque, M. Flourens voyait que le nerf avait perdu la motricité en conservant la sensibilité.

Injectait-il une poudre mêlée à l'eau, de la poudre de réglisse, de poivre, de ciguë, de chêne, etc., le nerf perdait au contraire la sensibilité et conservait la faculté motrice.

M. Flourens a aussi reconnu expérimentalement que parmi les substances qui produisent la paralysie musculaire, les unes la produisent avec relâchement : ce sont les poudres de réglisse, de belladone, etc., les éthers, l'alcool, l'ammoniaque, l'acide sulfurique. — Les substances qui produisent la paralysie avec roideur tétanique, sont l'essence de térébenthine, de bergamote, de girofle, de menthe, le chloroforme, l'éther chlorhydrique chloré, nouvel agent anesthésique, préconisé par M. Aran.

Ce qui se trouve énoncé dans les deux avant-derniers alinéa, à savoir : — que tantôt le nerf perdait la motricité, et tantôt la sensibilité, cela ne contredit nullement la distinction capitale, découverte par Charles Bell, des deux ordres de nerfs, les uns sensibles, les autres moteurs. Mais sous la même enveloppe nerveuse, il y a des filets de

C'est aussi par l'intermédiaire du sang que les divers poisons affectent le système cérébro-spinal : qu'il s'agisse de poisons solides (mais solubles bien entendu), liquides, gazeux ou miasmatiques, peu importe, c'est généralement, sinon toujours, en pénétrant dans le torrent circulatoire, et en parvenant ainsi au contact des tissus que ces agents pervertissent, suspendent ou détruisent les fonctions organiques (1).

Le miasme ou principe toxique quel qu'il soit, qui donne lieu au choléra-morbus, agit primitivement sur le sang dont il modifie la composition de manière à le rendre impropre à subir l'oxygénation, à éprouver l'hématose. C'est par suite de l'impression de ce sang, ainsi altéré, sur l'arbre nerveux cérébro-spinal, que se déclarent les nausées, les vomissements, les crampes. Celles-ci, en particulier, éclatent au moment où la stimulation par un sang à l'état normal fait défaut à la fois, et dans le système nerveux central et périphérique, et dans les faisceaux musculaires. Ces contractions douloureuses dépendent, je n'en doute pas, du trouble survenu dans l'influence exercée par le sang, alors qu'il n'offre plus, sous le rapport de la qualité comme de la quantité, les conditions nécessaires à l'excitation normale des puissances motrices.

---

l'un et de l'autre ordre. Ce qu'expriment donc les résultats signalés par M. Flourens, c'est que tantôt c'étaient les filets moteurs et tantôt les filets sensibles qui se trouvaient paralysés dans ses expériences. Cette explication était peut-être nécessaire pour les personnes qui ne sont pas au courant des notions acquises dans les quarante dernières années sur la physiologie du système nerveux.

(1) Cette manière de voir peut s'appuyer de l'autorité de M. le doyen actuel de la Faculté de médecine de Paris. Dans son Cours imprimé de physiologie (43ᵉ leçon) M. Bérard s'exprime ainsi : « C'est par une action directe sur la moelle allongée et épinière que l'émétique introduit dans le sang cause le vomissement. »

Le même professeur dit un peu plus loin : « Dans la commotion cérébrale, *le mal de mer,* l'hydrocéphale aiguë, le point de départ du vomissement paraît être dans le centre nerveux lui-même. »

Je viens de citer des désordres nervoso-musculaires qui paraissent liés principalement à une altératiou de la composition du sang. D'autres désordres plus ou moins analogues aux précédents sont produits par la seule perte d'une quantité considérable du même liquide. Quand, par exemple, un animal succombe à une forte et brusque hémorrhagie, on le voit agité de mouvements convulsifs. Ce fut une des choses qui frappèrent autrefois mon attention dans les combats de taureaux à Cadix et à Sainte-Marie, en Espagne. Les chevaux qui périssent dans ces jeux sanguinaires sont atteints communément du coup mortel au-devant du poitrail, dans la région de la crosse de l'aorte et de l'origine des gros vaisseaux qui en naissent. Par le trou qu'a fait à cet endroit la corne du taureau jaillit un énorme flot de sang, le cheval tombe sur l'arène où bientôt il expire, non sans qu'une partie de ses muscles se contractent convulsivement. Tels sont en particulier ceux des lèvres et des naseaux, d'où résulte chez l'animal mourant une expression de souffrance pénible à voir.

De même, quand on saigne un poulet, on peut observer que la mort est précédée de secousses convulsives. On se tromperait grandement si l'on pensait que la mort causée par ces sortes d'hémorrhagies est exempte de douleur.

Les faits qui viennent d'être mentionnés établissent que, soit par la soustraction brusque d'une quantité notable de sang, soit par l'influence d'un sang imprégné d'éther, de chloroforme ou d'autres principes délétères, l'action du système nerveux central et périphérique se trouve aussitôt changée, pervertie. D'où l'on peut induire que l'influence d'un sang à l'état normal et en proportion convenable est une des conditions essentielles de l'intégrité des fonctions de cet appareil.

Cette condition n'est pas la seule assurément, puisque des désordres de l'esprit, des sentiments, des sensations ou des mouvements ont souvent lieu sans que le sang lui-même ait préalablement subi aucune modification. Le principe du trouble des fonctions nerveuses peut donc résider dans la substance nerveuse elle-même.

Deux circonstances sont par conséquent exigées pour l'accomplissement régulier des actes dépendant de l'arbre cérébro-spinal :

1° L'état sain des diverses parties qui constituent cet arbre ;

2° L'irrigation de la substance nerveuse par un sang doué des propriétés naturelles qui en font le stimulant normal des organes de la vie de relation.

Si l'on considère l'ensemble organique qui donne lieu aux phénomènes de la vie comme une sorte de pile de Volta, n'est-il pas juste de regarder la pulpe nerveuse comme la réunion des éléments de cette pile, et le sang artériel ou oxygéné comme le liquide excitateur?

Je n'envisage pas pour le moment le sang quant à son rôle dans la nutrition et sous le rapport de la propriété qu'il possède d'apporter aux organes les éléments de réparation dont ils ont besoin, comme de leur enlever ceux qui ne peuvent plus leur servir ; car le sang est à la fois le principe de nutrition et d'excitation des organes. On voit combien il y a de vérité dans ce mot biblique : *Le sang, c'est la vie.*

10. Revenant à l'objet spécial de ce travail, j'en résume ainsi les conclusions quant à l'étiologie du mal de mer :

1° Le mal de mer, le mal de voiture, celui que produit chez quelques personnes la balançoire, sont tous des phénomènes de la même nature, essentiellement déterminés par l'influence qu'exercent sur la marche circulatoire du sang les mouvements que le corps subit dans ces diverses circonstances ;

2° Cette influence a pour principal effet de diminuer la force ascendante du liquide excitateur dans l'aorte et dans les artères qui en naissent : de là résulte un état hyposthénique du cerveau par anémie ou hypoémie ;

3° L'insuffisante excitation de l'organe cérébral détermine sur-le-champ, ou par la voie des sympathies, ou par un acte du pouvoir médullaire réflexe, des contractions spasmodiques du diaphragme, des vomissements, commé il en survient dans le cas déjà cité de personnes non atteintes de phlegmasie, qui sont saignées debout ou assises (1).

Les vomissements qui surviennent dans ces diverses circonstances où l'influence cérébrale est diminuée et quelquefois même abolie momentanément, l'excrétion involontaire des matières fécales et de l'urine qu'on remarque aussi dans les mêmes circonstances, ne seraient-ils pas des phénomènes déterminés par l'action réflexe de la moelle épinière? On sait que cette action est plus puissante lorsque celle du cerveau se trouve suspendue. On sait pareillement que la section des nerfs pneumo-gastrique et spinal, en interrompant les communications du cerveau avec le tube digestif, a pour effet de déterminer des vomissements. (LONGET, *Anatomie et Physiologie du système nerveux*, t. II, p. 317 et 361.)

Tous ces symptômes sont, je le répète, dans le mal de mer, comme dans la lipothymie et la syncope, le résultat d'un affaiblissement du mouvement circulatoire qui porte le sang au cerveau; d'où diminution, arrêt de l'influx nerveux de ce viscère insuffisamment excité.

Dans une foule de cas, les obstacles à la circulation, à l'abord du sang vers le cerveau ont pour effet d'occasionner l'évacuation des matières contenues dans le tube digestif et dans la vessie, soit par suite du relâchement des sphincters, l'influx

---

(1) *Pouvoir réflexe.* On désigne ainsi la propriété que possède la moelle épinière de répondre, sans le concours du cerveau, à diverses excitations du dehors. Vient-on, par exemple, sur un animal décapité, sur des grenouilles principalement, à irriter les téguments ou quelque nerf d'un membre, on voit le corps tout entier ou seulement le membre sur lequel on agit se mouvoir, s'agiter suivant le degré de l'irritation produite, et se retirer même devant la cause irritante comme pour fuir la douleur. Le mouvement résulte ici d'une action en retour exercée par la moelle épinière. Il cesse dès que la moelle est détruite. — Signalée d'abord par M. Marthal-Hall, cette faculté a été l'objet des recherches de plusieurs physiologistes parmi lesquels je citerai mon savant ami le docteur Brown-Séquard.

cérébral faisant défaut à ces muscles volontaires, soit par suite de contractions provoquées dans les muscles de la vie organique par l'action médullaire réflexe. Ainsi les accoucheurs savent fort bien que l'évacuation du méconium par l'enfant dans le cours du travail est l'indice d'un trouble grave apporté à la circulation du sang chez le fœtus sous la pression prolongée des contractions utérines, et que c'est là un avertissement de terminer l'accouchement sans retard, si l'on ne veut être exposé à recevoir un enfant mort.

Ce n'est pas seulement aux fonctions du tube digestif que doit porter atteinte la diminution de l'influx nerveux cérébral dans les circonstances où l'ondée sanguine n'arrive plus au cerveau avec son énergie habituelle : si, comme l'admettent plusieurs physiologistes, entre autres M. Longet (*ouvrage cité*, p. 316 et 361), et M. le professeur Bérard aîné (art. Cœur, du *Dict. de médecine*, 2ᵉ édit.), l'encéphale influence les contractions du cœur par les filets cardiaques de la huitième paire de nerfs, la défaillance du cerveau, affaiblissant le courant nerveux dans ces filets, tend ainsi à se communiquer à l'organe central de la circulation. Il en résulte un de ces effets composés dont l'économie vivante offre tant d'exemples. L'afflux du sang au cerveau étant amoindri par une cause mécanique, le défaut, l'amoindrissement de l'action cérébrale réagit sur le cœur, en diminue l'énergie contractile, et tend ainsi à aggraver le principe des troubles fonctionnels. Ces phénomènes d'ordre composé tiennent à une des lois générales de la nature sur notre globe, où, comme dit le proverbe, *un mal ne va jamais seul.*

III. — *Traitement.*

Il y a deux ordres de moyens à mettre en usage contre le mal de mer.

Le premier consiste à se soustraire, autant que possible, à la cause, c'est-à-dire aux mouvements du navire en restant couché dans un cadre suspendu, sans frottement sensible aux points d'attache : situation qui ne saurait être constamment gardée, on le conçoit, que pendant les très-courtes traversées et qui n'habitue point à la vie nautique. Ceci pourrait s'appeler la méthode passive.

Le second moyen, ou méthode active, a pour but de combattre les effets de la cause morbifique sur l'organisme. Il s'agit surtout pour cela de stimuler la fonction circulatoire par tout ce qui est susceptible d'en accroître l'énergie. Ainsi, régime tonique, exercices corporels pendant les jours qui précèdent l'embarquement. Abstinence aussi de tout excès de table, de boissons, de veilles et de plaisirs énervants.

Rendu à bord, il faut, si le temps le permet, se tenir sur le pont, à la brise, faire de larges inspirations, marcher continuellement et d'un pas rapide jusqu'à la fatigue et à la transpiration, ou mieux encore se livrer à un exercice de force, comme de tirer sur les manœuvres avec les matelots. Le travail matériel, celui qui exige beaucoup d'efforts, voilà un des prophylactiques les plus sûrs contre le mal de mer. Dieu aurait-il aussi dit à l'homme : *Tu gagneras l'immunité marine à la sueur de ton front?* on serait tenté de le croire.

A défaut de ces exercices musculaires auxquels tout le monde ne peut se livrer, il faut prendre intérêt à ce qui se passe à bord, rechercher les impressions d'une conversation agréable et enjouée, se tenir en un mot, autant que possible, l'esprit en éveil et en gaîté.

La ceinture dont j'ai parlé a aussi des avantages en contribuant à pousser le sang vers la tête et en secondant peut-être la puissance contractile du cœur.

Avant la manifestation des nausées, les boissons excitantes et chaudes sont favorables. Ainsi le café, le thé auxquels on ajoute un peu d'eau-de-vie, le grog, le vin chaud, le punch peuvent donner plus d'aptitude à résister au mal de mer, en stimulant la circulation et en maintenant un état diaphorétique de la peau. L'usage de certains condiments alimentaires, tels que la moutarde et le poivre, n'est pas à dédaigner dans le dernier repas qui précède le départ.

Une recette empirique a eu un plein succès contre le mal de voiture chez une dame qui, avant d'en faire usage, ne pouvait jamais voyager sans éprouver des nausées, des vomissements et un malaise extrême : elle consiste dans un mélange de sel de cuisine et de persil pilés ensemble, qu'on tient appliqué pendant la route sur le creux de l'estomac ou épigastre. Ce moyen si simple pourrait être essayé contre le mal de mer. C'était en portant de la même façon un sachet rempli de safran que certain personnage, au dire du chancelier Bacon, était parvenu à se préserver de ce mal auquel il était auparavant très-sujet. Il ne paraît pas toutefois que le safran ait justifié la vogue dont il a joui pendant un temps, sur la foi de l'illustre auteur du *Novum organum*.

L'infusion d'absinthe recommandée par Pline le naturaliste (1) ; l'eau coupée avec du vin, préservatif réputé infaillible dans les centons de l'école de Salerne (2) ont depuis longtemps encouru le même discrédit, et à leur suite une foule d'autres panacées.

Les médicaments qui peuvent être avec le plus d'avantage administrés à l'intérieur contre le mal de mer sont ceux qui ont pour effet d'activer la circulation. Je mets en première ligne l'opium et les préparations dans lesquelles entre ce mé-

---

(1) Voici le texte de Pline : « Nauseam maris arcet in navigationi-
« bus potum (absinthium). » *Nat. Hist.*, lib. XXVII, § xxviii.

(2) Nausea non poterit quemquam vexare marina
   Undam cum vino mixtam qui sumpserit ante.

Ce qui peut se traduire familièrement ainsi :

   N'aura point à la mer d'angoisse nauséeuse
   Quiconque auparavant prendra de l'eau vineuse.

C'est le cas de dire avec un proverbe, quelque peu trivial : *Croyez cela et buvez!.....*

dicament héroïque, la thériaque, par exemple. L'extrait gommeux en pilules, à la dose de 5 milligrammes à 1 centigramme par heure, a prévenu ou suspendu quelquefois les phénomènes morbides.

Le docteur Guépratte dit avoir eu à se louer d'une potion ainsi composée :

    Pr. Eau distillée de valériane. . . .   60 grammes.
          —   de fleurs d'oranger   30   »
          —   de laitue.   30   »
    Teinture de cannelle.   4   »
    Laudanum de Sydenham. . . .   20 gouttes.

Par demi-cuillerée à café, de manière à consommer la potion en 6 ou 8 heures.

Au dire du même confrère, les bonbons de Malte n'ont d'autre inconvénient que leur complète nullité. Il n'en est pas de même des émissions sanguines, dont il était fait, à tout propos, il y a une vingtaine d'années, un si déplorable abus. Toutes les fois qu'on s'est avisé d'y avoir recours dans le mal de mer, elles en ont prolongé la durée et aggravé les symptômes. On conçoit qu'il n'en pouvait être autrement, d'après la nature de l'affection.

Récemment le sulfate de quinine a été préconisé par M. Semanas, qui en aurait constaté l'efficacité pour prévenir le mal de mer. Je suis très-disposé à croire à cette efficacité, les sels de quinine étant régulateurs de la circulation sanguine et de l'influx nerveux. Mais de ce que le sulfate de quinine préviendrait, atténuerait le mal de mer, conclure que l'affection reconnaît pour cause l'influence d'un miasme exhalé des eaux marines, c'est tirer une conséquence que rien ne justifie. Beaucoup d'affections sont heureusement modifiées par les sels quiniques, qui ne sont nullement dépendantes de miasmes quelconques. Telles sont, par exemple, les névralgies à type intermittent et les maladies périodiques en général. Or, il s'en faut que ces maladies soient toutes sans exception des intoxications miasmatiques. Il y a, d'autre part, des maladies d'origine évidemment infectieuse (le choléra, la peste, la fièvre jaune) contre lesquelles le sulfate de quinine échoue, comme la plupart des autres remèdes essayés jusqu'ici, quoiqu'il puisse rendre quelques services dans le traitement de ces graves affections. Voici, au surplus, la médication que M. Semanas recommande contre le mal de mer. Si elle réussit, ce confrère aura rendu un signalé service aux victimes de cette maussade et très-pénible indisposition.

Deux heures avant l'embarquement, ingérer huit pilules de sulfate de quinine tartarisé contenant chacune un décigramme de sulfate (1).

Si, au bout des deux premières heures de navigation, l'immunité est complète, ingérer une pilule de deux en deux heures pendant le jour seulement.

Si l'immunité est incomplète, c'est-à-dire si l'on se sent influencé, si la mer devient mauvaise, on prendra une ou deux ou même trois pilules toutes les heures, jusqu'au nombre de six ou de neuf pilules; après quoi on continuera par une pilule d'heure en heure ou de deux heures en deux heures.

L'auteur recommande en outre ce qu'il appelle la *station étendue* (il veut dire le décubitus horizontal); conseil dont on

---

(1) Pour l'ingestion de ces pilules, ce n'est pas sur l'heure de l'embarquement qu'il faut se régler, l'embarquement étant quelquefois séparé du moment où on lève l'ancre par un intervalle de temps assez long. Il faut prendre les premières pilules une couple d'heures avant le départ, puis continuer par une ou deux pilules, d'heure en heure, pendant le reste de la journée, suivant l'état de la mer, le degré de susceptibilité au mal et les dispositions du moment.

Avant de se lever, le lendemain matin, surtout si la mer est devenue houleuse ou grosse pendant la nuit, si le navire éprouve de forts mouvements de roulis et de tangage, on fera bien de prendre de nouveau trois ou quatre pilules, et de continuer par une pilule de deux en deux ou de trois en trois heures.

ne comprend guère l'opportunité dans son système d'intoxication miasmatique. Il engage aussi les personnes chez lesquelles l'immunité est complète à faire la promenade sur le pont ; ce qui ne serait pas le moyen, j'imagine, de se soustraire au miasme de l'atmosphère marine, si miasme il y avait.

A part la théorie, qui est essentiellement fautive, ces préceptes me semblent judicieux. Les deux derniers sont, d'ailleurs, conformes à ceux que j'avais posés moi-même, il y a quatre ans, dans un Mémoire lu à l'Académie des sciences.

On voit, d'après tout ce qui précède, que le spécifique du mal de mer est encore à trouver. Peut-être le découvrira-t-on un jour, comme on a découvert ceux de la fièvre intermittente et de la syphilis. A mon avis, c'est de la découverte des spécifiques, beaucoup plus que de l'élaboration des théories générales, d'où naissent les systèmes, que dépend le progrès réel de la médecine pratique.

Si l'on n'a pu réussir à éviter l'invasion du mal de mer, il ne reste plus que le recours à des palliatifs d'un effet très-incertain. Le citron a paru soulager quelques personnes. Il en est de même des excitants aromatiques, bien qu'en général toute odeur semble insupportable.

Mais la position horizontale avec la tête un peu basse, surtout dans un cadre suspendu, est certainement alors ce qui soulage le plus efficacement. Il faut éviter que le cadre ne heurte contre les parois de la chambre ou contre aucun autre objet ; car on perdrait l'avantage de la suspension, et l'on souffrirait beaucoup des chocs incessants qui résulteraient de la rencontre des deux corps.

Pour les personnes qui n'ont à faire qu'une très-courte traversée, comme de Douvres à Calais, ou même de Marseille à Alger par les bateaux à vapeur, le meilleur parti à prendre, une fois qu'elles sont sous l'influence du mal de mer, c'est de garder le repos dans la position qui vient d'être indiquée. Mais quand on a devant soi une longue navigation, quand surtout on est voué par état à la vie du bord, si l'on veut abréger l'influence nauséeuse de la mer et diminuer le tribut qu'on doit payer à l'acclimatement nautique, il faut lutter de toute son énergie contre la tendance à l'inaction et à l'abattement.

Il y a, dans le premier cas, à s'arranger pour souffrir le moins possible d'une situation dans laquelle on ne se trouve que passagèrement; il s'agit, dans le second, de *s'amariner*, c'est-à-dire de s'accoutumer à un élément sur lequel on est destiné à faire un séjour prolongé, peut-être même à passer une partie notable du cours de son existence.

IV. — *Emploi thérapeutique du mal de mer.*

Une cause qui détermine dans l'économie une aussi forte perturbation que le mal de mer, sans laisser aucune suite fâcheuse, aurait mérité, comme agent thérapeutique, plus d'attention qu'on ne lui en a généralement accordé. J'ai la conviction qu'il serait possible d'en obtenir de précieux effets dans beaucoup d'affections, soit aiguës, soit chroniques. C'est une observation qui n'avait pas d'ailleurs échappé aux anciens. On lit dans Pline que « les vomissements provoqués « par le balancement du vaisseau agissent comme un remède « salutaire dans plusieurs maladies de la tête, des yeux, de la « poitrine et dans toutes les affections pour lesquelles on donne « l'ellébore (1). »

Parmi les modernes, le docteur anglais Gilchrist a fait dans le siècle dernier un livre intitulé : *De l'utilité des voyages sur mer pour la cure de différentes maladies.* Mais ni lui, ni son traducteur, le médecin français Bourru, n'ont rien avancé de bien remarquable sur le mal de mer et sur ses applications thérapeutiques.

A une époque plus rapprochée de nous, Esquirol et M. le docteur Blanche en ont très-judicieusement conseillé l'emploi

---

(1) Pline, *Hist. nat.*, liv. XXXI, ch. VI ou § 33.

dans la manie récente. Mais il est arrivé dans le petit nombre
de tentatives qui ont été faites d'après leurs indications, il est
arrivé, dis-je, ce qu'on aurait pu prévoir d'après la vraie théorie des nausées maritimes; c'est que les maniaques, fortement excités, n'ont point ressenti le mal de mer, tandis que
les médecins qui les accompagnaient y ont été en proie pendant presque tout le temps qu'ils ont passé à bord avec leurs
malades.

Rien n'empêcherait, une fois la connaissance acquise de la
nature et de l'étiologie du mal de mer, de seconder, d'aggraver à volonté l'influence de ce mal dans le but de guérir
d'autres affections morbides. Ce ne serait pas un problème
au-dessus de l'habileté de nos mécaniciens que la construction
d'appareils mécaniques qui produiraient, sans la nécessité d'un
embarquement, tous les effets du roulis et du tangage.

A raison de la puissante influence sédative et hyposthénisante du mal de mer, je ne doute pas qu'on doive un jour tirer
de son emploi les plus grands avantages, non-seulement dans
les affections cérébrales aiguës, mais aussi dans certaines
pneumonies et pleurésies, enfin dans bon nombre de maladies inflammatoires. L'œil recevant ses vaisseaux de la carotide interne, l'ophthalmie déjà citée par Pline serait vraisemblablement une des phlegmasies les plus heureusement
modifiées par le mal de mer, soit naturel, soit artificiel. Les
lésions organiques du cœur qui causent déjà une gêne dans
la circulation repousseraient au contraire tout emploi de ce
moyen.

Qu'on me permette ici une réflexion en terminant : On
cherche bien loin quelquefois des agents modificateurs du
rythme fonctionnel de nos organes, agents qui ne pénètrent
pas toujours impunément au sein de l'économie et qui peuvent l'altérer profondément. Voici un puissant modificateur
qui répond à beaucoup d'indications de l'état pathologique,
modificateur qui n'introduit rien d'étranger dans l'organisme
et qu'on aurait à sa disposition partout, si l'on voulait, puisqu'il serait partout facile d'établir des appareils mécaniques

qui produiraient le même effet que les balancements du navire; eh bien! il n'a encore été jusqu'à présent essayé, que je
sache, aucun emploi méthodique de ce modificateur, indiqué
par la nature elle-même. Pour peu qu'on eût de penchant à
croire aux causes finales, et Voltaire qui ne péchait point par
excès de crédulité, Voltaire lui-même osait bien y croire à
l'exemple de Newton (1), ne serait-on pas tenté de penser
que l'Auteur des choses a eu un but en nous rendant pas-
sibles du mal de mer? N'aurait-il pas mis là, comme en
beaucoup d'autres phénomènes naturels, un enseignement de
ce que nous avons à faire, soit pour prévenir, soit pour guérir
certaines maladies?

------

(1) Lettre à M. Dionis, de l'Académie des sciences, qui avait en-
voyé à Voltaire son Essai sur les comètes. Ferney le 18 janvier 1775.

FIN.

TABLE DES MATIÈRES.

www.ingramcontent.com/pod-product-compliance
Ingram Content Group UK Ltd.
Pitfield, Milton Keynes, MK11 3LW, UK
UKHW020957120726
13693UKWH00004B/1720